BEI GRIN MACHT SICH IHR WISSEN BEZAHLT

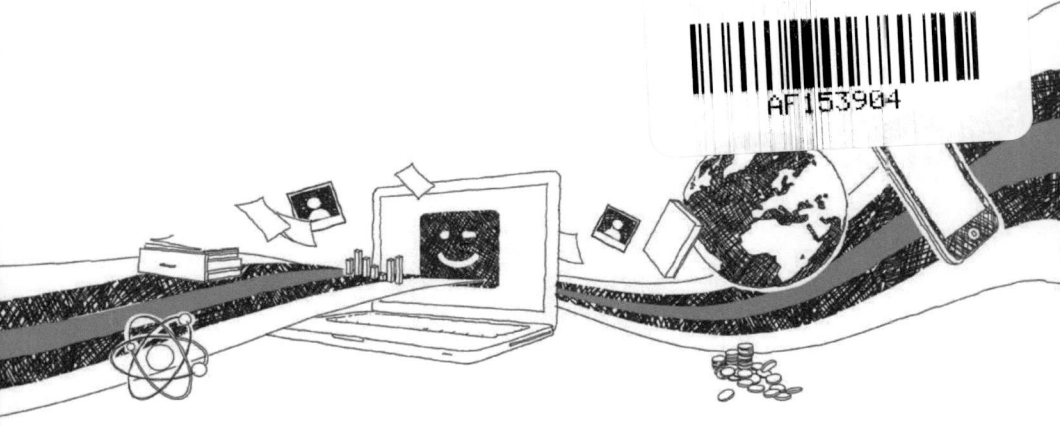

- Wir veröffentlichen Ihre Hausarbeit,
  Bachelor- und Masterarbeit

- Ihr eigenes eBook und Buch -
  weltweit in allen wichtigen Shops

- Verdienen Sie an jedem Verkauf

Jetzt bei www.GRIN.com hochladen und kostenlos publizieren

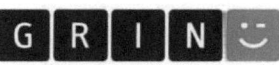

Versorgungsmanagement in der Gesundheitsbranche. Leistungs-, Finanz- und Kundenmanagement

Mona Sendelbach

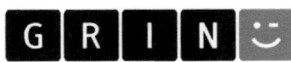

Bibliografische Information der Deutschen Nationalbibliothek:

Die Deutsche Nationalbibliothek verzeichnet diese Publikation in der Deutschen Nationalbibliografie; detaillierte bibliografische Daten sind im Internet über http://dnb.d-nb.de abrufbar.

ISBN: 9783346953087
Dieses Buch ist auch als E-Book erhältlich.

Druck und Bindung: Books on Demand GmbH, Norderstedt Germany
Gedruckt auf säurefreiem Papier aus verantwortungsvollen Quellen

Das vorliegende Werk wurde sorgfältig erarbeitet. Dennoch übernehmen Autoren und Verlag für die Richtigkeit von Angaben, Hinweisen, Links und Ratschlägen sowie eventuelle Druckfehler keine Haftung.

Das Buch bei GRIN: https://www.grin.com/document/1402585

Deutsche Hochschule für
Prävention und Gesundheitsmanagement
Hermann-Neuberger-Sportschule 3
66123 Saarbrücken

Hausarbeit

Name, Vorname	Mona Sendelbach
Studiengang	Master Prävention und Gesundheitsmanagement
Studienmodul	Gesundheitsmanagement III
Datum Präsenzphase (siehe Ergebnisdokumentation)	15.03.-17.03.2023
Aufgabe	Hausarbeit Versorgungsmanagement

Inhaltsverzeichnis

1 EINFÜHRUNG VERSORGUNGSMANAGEMENT 3

1.1 Übergeordnete Zielsetzung im Versorgungsmanagement 3

1.2 Entwicklung nachhaltiger Gesundheitsversorgung 3

2 LEISTUNGSMANAGEMENT UND FINANZMANAGEMENT 4

2.1 Argumente für und gegen die Satzungsleistungen 4

2.2 Finanzierung von Satzungsleistungen 5

2.3 Zusatzbeiträge als Wettbewerbsinstrument 6

2.4 Morbi-RSA 6

3 KUNDENMANAGEMENT 8

3.1 Wahltarife der gesetzlichen Krankenkasse 8

3.2 Ziele und Risiken von Wahltarifen 9

4 INNOVATIVE VERSORGUNGSFORMEN 10

4.1 Definition 10

4.2 Selektiv- und Kollektivvertrag 11

4.3 Hausarztzentrierte Versorgung 13

5 MODELLIERUNG UND ENTSCHEIDUNGSFINDUNG 14

5.1 Ausgangssituation 14

5.2 Kosten-Effektivitäts-Relation 16

6 LITERATURVERZEICHNIS 17

7 ABBILDUNGS- UND TABELLENVERZEICHNIS 21

7.1 Abbildungsverzeichnis 21

7.2 Tabellenverzeichnis 21

1 Einführung Versorgungsmanagement

1.1 Übergeordnete Zielsetzung im Versorgungsmanagement

Der Begriff Versorgungsmanagement wird von seinem Ziel her definiert (Birkner, 2017, S. 5) Bei der Betrachtung verschiedener Definitionsansätze lässt sich eine einheitliche Zielformulierung erkennen. Dabei spielt insbesondere das Schnittstellenmanagement eine zentrale Rolle (Weatherly, 2017, S. 11). Die übergeordnete Zielsetzung des Versorgungsmanagements ist die Verbesserung der Input-Output-Relation, d.h. ein besseres Verhältnis zwischen dem Mitteleinsatz und dem Mehrwert, der daraus für das Gesundheitssystem generiert werden kann. Auch die Effektivitäts- und Effizienzsteigerung in der Patientenversorgung sind wesentliche Zielgrößen (Block, 2021). Durch eine Optimierung der Behandlungsabläufe soll die Patientenversorgung verbessert und folglich Kosten gesenkt werden. Birkner (2017, S. 11) beschreibt dabei, das Ziel des Versorgungsmanagements als „die Integration und Kontinuität arbeitsteiliger Versorgung". Nach Birkner (2017, S.11) ist die Integration der Versorgung dann gelungen, „wenn Patienten nahtlos, also ohne Behandlungsbrüche, Versorgungssektoren durchlaufen". Demnach ist die Behebung der Schnittstellenproblematik das oberste Ziel. Die Senkung der Kosten, die Verbesserung der Versorgung und die Optimierung des Managements stellen zusammengefasst weitere übergeordnete Ziele dar. Zumindest sollten Kosten eingefroren und die Versorgungsleistung und -qualität erhöht werden (Weatherly, 2017, S. 11).

1.2 Entwicklung nachhaltiger Gesundheitsversorgung

Die Bevölkerungsstruktur in Deutschland befindet sich im Wandel. 1950 betrug der Anteil, der über 60-Jährigen 14,6 % und im Jahr 2013 lag, der Anteil bereits bei 27,1 % mit steigender Tendenz. Berechnungen zufolge wird 2050 die Gruppe der über 65-Jährigen doppelt so groß sein wie die der unter 20-Jährigen (Weatherly, 2017, S. 93). Dies ist bedingt durch die Abnahme der Geburtenrate sowie eine längere Lebenserwartung. Ein langes Leben bedeutet jedoch nicht, dass die Menschen auch gesund altern. Eine Unterscheidung zwischen einem längeren Leben in Gesundheit und einem längeren Leben in Krankheit ist hier relevant. Diese Entwicklung bringt demnach ein Finanzierungsproblem mit sich, da die kommende Generation kleiner wird und damit das Erwerbspotential zurückgeht. Die Älteren – Nichterwerbsfähigen – zahlen in geringerem Umfang in die Sozialkassen ein als die Erwerbsfähigen. Gleichzeitig sinkt die Zahl der Jüngeren, die in den Arbeitsmarkt eintreten und Beiträge zahlen (Deutscher Industrie- und Handelskammertag, S. 4). Zudem führt die Alterung zu einem Anstieg der chronischen Erkrankungen sowie des Morbiditätsspektrums und folglich zu einer weiteren Belastung des Gesundheitssystems (Nowossadeck, 2010, S. 429). Für die Sozialversicherungssystem besteht daher ein dringender Handlungsbedarf im Bereich der gesetzlichen Renten- und Krankenversicherung, um eine nachhaltige Gesundheitsversorgung zu sichern.

Auch der medizinisch-technische Fortschritt gefährdet das Gesundheitssystem. Ein stärkerer technischer Fortschritt begünstigt die Alterung der Bevölkerung und führt ebenfalls zu steigenden Kosten (Henke & Reimers, 2006, S. 13).

Eine weitere Entwicklung stellt die Veränderung des Gesundheitsverständnisses bzw. die zunehmende Unsicherheit der Menschen in Deutschland gegenüber Krankheiten und dem eigenen Körper dar. Während wir im Schnitt 18-mal pro Jahr zum Arzt gehen, suchen die Schweden bei gleichem Gesundheitszustand nur drei Mal pro Jahr einen Arzt auf (Weatherly, 2017, S. 39). Aus diesem Wandel des Versorgungsverständnisses resultiert eine Überinanspruchnahme bzw. Überversorgung, die ebenfalls überflüssige Kosten verursacht. Langfristig muss auch hier eine Änderung im Versorgungsverständnis erfolgen, so dass die Menschen über mehr Selbstmanagementkompetenzen im Fall einer Erkrankung verfügen.

Die festgestellten Entwicklungen führen zu einer steigenden Diskrepanz zwischen Einnahmen und Ausgaben. Eine Anpassung der gegenwärtigen Versorgungsstrukturen ist aufgrund der genannten Entwicklungen notwendig, um ein nachhaltiges Gesundheitssystem sicherzustellen.

2 Leistungsmanagement und Finanzmanagement

2.1 Argumente für und gegen die Satzungsleistungen

Tab. 1: Vor- und Nachteile zusätzlicher Satzungsleistungen (eigene. Darstellung)

(+) Pro-Argumente der Krankenkassen	(-) Kontra-Argumente der Krankenkassen
1. Durch die Einführung von Satzungsleistungen haben die Krankenkassen größere wettbewerbliche Handlungsspielräume, um sich von anderen Krankenkassen abzuheben. Sie können zusätzliche Leistungen in ihrer Satzung aufnehmen und diese den Versicherten durch einen Zusatzbeitrag anbieten (Moog, Vollmer, Fetzer & Maday, 2019, S. 1). So können die Kassen auf individuelle Bedürfnisse der Versicherten eingehen. Zum Beispiel durch Hebammenleistungen, künstliche Befruchtung oder häusliche Krankenpflege. Durch diese Zusatzleistungen haben sie den Vorteil, sich von anderen Kassen im Wettbewerb abzugrenzen und potenzielle Mitglieder zu gewinnen sowie bestehende zu halten.	1. Die Krankenkasse kann durch Änderung der Satzung die Satzungsleistungen erweitern oder reduzieren. Wenn sich Krankenkassen zusammenschließen, können sich in Folge der Fusion die Satzung und folglich die Satzungsleistungen ändern (Verbraucherzentrale, 2021, S. 12). Versicherte müssen daher nach Fusion ihrer Kasse darauf achten, ob die von ihrer Kasse ursprünglich gewährten Satzungsleistungen noch angeboten werden. Sollte sich z.B. eine junge Frau aufgrund der Hebammenleistung (nach § 24d SGB V) für diese Kasse entschieden haben, wird sie im Fall der Streichung dieser Satzungsleistung als Folge der Fusion, mit großer Wahrscheinlichkeit die Kasse wechseln. Die Reduktion der Satzungsleistungen kann bei Fusionen folglich zu Uneinigkeiten zwischen dem Versicherten und seiner Kasse

	führen, wodurch die Krankenkasse letztendlich Abwanderungen erfährt.
2. Ein weiterer Vorteil für die Kassen besteht im Bereich der Versorgung. Durch die Satzungsleistungen wie z.B. zahnärztliche Leistungen oder häusliche Krankenpflege können sie in den vorhandenen Versorgungslücken ansetzen (Moog et al., 2019, S. 54). Sie können ihren Versicherten so ein besseres Versorgungsspektrum bieten und mögliche Innovationen für ihre Versicherten einführen. Durch die Abdeckung von Leistungen in den Versorgungslücken können sie neue Mitglieder ansprechen.	2. Ein weiterer Nachteil ergibt sich aus der Feststellung, dass die Krankenkassen über die Satzungsleistungen zwar mehr Mitglieder gewinnen konnten, es aber dennoch zu einer finanziellen Unterdeckung gekommen ist (Moog et al., 2019, S. 27). Denn die Kassen erhalten für die Aufwendungen der Satzungsleistungen keine gesonderten Zuweisungen aus dem Gesundheitsfond. Zudem haben die Satzungsleistungen dazu geführt, dass sich vermehrt junge, gesunde Menschen für die Kasse entscheiden, um von den Satzungsleistungen profitieren zu können. Für diese gesunden Versicherten erhalten die Krankenkassen aufgrund des Risiko-Strukturen-Ausgleich jedoch wiederum weniger Zuweisungen aus dem Gesundheitsfond (Moog et al., 2019, S. 27). Die Zuweisungen liegen folglich deutlich unter den Ausgaben für die Satzungsleistungen. Finanziell gesehen ergibt sich aus dieser Erkenntnis ein großer Nachteil, weswegen sich einige Kassen wohl eher gegen das Anbieten von Satzungsleistungen entscheiden.
3. Gesundheitskurse in den Bereichen Bewegung, Ernährung, Entspannung und Sucht werden im Rahmen der Satzungsleistungen von Krankenkassen bis zu mind. 80% bezuschusst bzw. erstattet. Voraussetzung ist eine 80%-ige Teilnahme an einem zertifizierten Kurs. Ebenfalls bieten einige Kassen im Rahmen der Satzungsleistungen Bonusprogramme an, die den Versicherten ermöglichen, durch ein gesundheitsförderliches Verhalten Sach- oder Geldprämien von ihrer Kasse zu erhalten (Verbraucherzentrale, 2021, S. 12-15). Aus dem Anreiz der Versicherten ergibt sich wieder ein Vorteil für die Kassen. Sie animieren ihre Versicherten durch die Satzungsleistungen zu einem gesundheitsförderlichen Verhalten, so dass diese weniger erkranken und die Kasse dadurch langfristig Kosten einsparen kann.	

2.2 Finanzierung von Satzungsleistungen

Als Regelleistungen werden alle medizinischen Leistungen bezeichnet deren Kosten die gesetzlichen Krankenkassen (GKV) tragen müssen. Der Rahmen dieser Regelleistungen wird durch das Sozialgesetzbuch (SGB V) gesetzlich festgelegt (Wendeler, 2022). Finanziert werden die Regelleistungen solidarisch durch Beiträge der Arbeitnehmer und der Arbeitgeber (Sozialgesetzbuch, 2022). Für alle Krankenkassen gilt ein einheitlicher Beitragssatz von 14,6 %, von dem die Arbeitnehmer und Arbeitgeber jeweils die Hälfte vom Bruttoentgelt zahlen (Verband der Ersatzkassen, S. 4, 2022). Diese Beiträge fließen zusammen, mit den für die GKV zur Verfügung gestellten Steuerzuschüssen, in den Gesundheitsfond (AOK-Bundesverband, 2023a). Aus diesem Fond erhalten die Kassen Pauschalen für jeden Versicherten, über die die Finanzierung der Regelleistungen erfolgt.

Satzungsleistungen stellen dagegen eine Art freiwillige Mehrleistungen dar, die nicht im SGB vorgeschrieben sind, sondern individuell in den Satzungen der Kassen aufgenommen werden und angeboten werden können. Diese Leistungen stehen im freien Ermessen der Krankenkasse und sind nach Art, Dauer und Umfang in der Satzung der Krankenkasse festgelegt (Busse, Schreyögg & Stargardt, 2022, S. 354). Finanziert werden die Satzungsleistungen durch individuelle Zusatzbeiträge. Der Krankenkassen-Zusatzbeitrag ist ein Beitragssatz, den jede Krankenkasse individuell entsprechend ihres Finanzbedarfs festlegt (Sozialversicherung-Kompetent, 2018). Dieser wird im Gegensatz zu den Beiträgen, über die die Regelleistungen finanziert werden, nicht über die Zuweisungen aus dem Gesundheitsfonds gedeckt. Zusatzbeiträge werden somit von den

Krankenkassen individuellen berechnet, um die Satzungsleistungen zu finanzieren. Die Zusatzbeiträge sind jedoch auf im Durchschnitt höchstens ein Prozent der beitragspflichtigen Einnahmen begrenzt (Busse et al., 2022, S. 354).

2.3 Zusatzbeiträge als Wettbewerbsinstrument

Bis Ende 2018 wurden die seit 2015 eingeführten Zusatzbeiträge der Krankenkassen allein von den Arbeitnehmern getragen. 2019 änderte sich das durch die Einführung des GKV-Versichertenentlastungsgesetz (GKV-VEG). Ab 1. Januar 2019 wird der Zusatzbeitrag zur gesetzlichen Krankenversicherung (GKV) von Arbeitnehmern und Arbeitgebern zu gleichen Teilen bezahlt und wird seit dem her paritätisch finanziert (AOK-Bundesverband, 2019). Da die Zusatzbeiträge seit der Einführung im Jahr 2015 immer weiter anstiegen (Krankenkasse, 2023), sah der Gesetzgeber durch das GKV-VEG eine finanzielle Entlastung der Versicherten vor. Das Ziel des Gesetzt war jedoch nicht nur die Entlastung der Versicherten und Selbstständigen, sondern auch der Abbau von Finanzreserven der Krankenkassen (Göpfert, 2018). So wurden die Krankenkassen im Zuge des GKV-VEG dazu verpflichtet, Überschüsse und Finanzreserven, welche aus Beitragsmitteln erzielt wurden, abzubauen. Das Gesetz schrieb vor die finanziellen Reserven und Überschüsse für Leistungsverbesserungen und Beitragssenkungen einzusetzen. Nach §242 SGB V Absatz 2 hieß es im Rahmen des GKV-VEG: „Krankenkassen dürfen ihren Zusatzbeitragssatz nicht anheben, solange deren Betriebsmittel einschließlich der Rücklage den in § 260 Absatz 2 Satz 1 genannten Betrag überschreiten" (Göpfert, 2018). Demnach war die ursprüngliche Verwendung des Zusatzbeitrags als Wettbewerbsinstrument für die Krankenkasse nicht mehr so einfach möglich, da sie sobald sie Mehreinnahmen über die Zusatzbeiträge erzielten, zum einen den Zusatzbeitrag nicht weiter anheben durften und zum anderen gezwungen waren diesen Überschuss direkt i.d.R. wiederum durch die Senkung der Zusatzbeiträge abzubauen.

2.4 Morbi-RSA

Als Ausgleich zwischen den Risikounterschieden der Versicherten zwischen den Krankenkassen, wurde 1994 der Risikostrukturenausgleich (RSA) eingeführt. Bis 2008 erhielten die Krankenkassen die Zuweisungen aus dem Gesundheitsfond entsprechend ihrer Versichertenstruktur. So sollte vermieden werden, dass sich die Kassen nur um junge, gesunde Mitglieder bemühen, um ihre Kosten zu senken. Die Morbidität der Versicherten wurde bis 2008 dabei jedoch nur indirekt erfasst, da über den RSA bis dahin nur die Merkmale wie Geschlecht, Alter und Bezug von Rente wegen Erwerbsminderung berücksichtig wurden (Bundesgesundheitsministerium [BGM], 2023a). 2009 wurde dann der sogenannte morbiditätsorientierte RSA (Morbi-RSA) eingeführt, der genauere Erkrankungsmerkmale der Versicherten mitberücksichtigt. Der RSA wurde durch den Morbi-RSA erweitert, da neben den Merkmalen Geschlecht, Alter, Bezug einer Erwerbsminderungsrente und Anspruch auf Krankengeld auch der unterschiedlich hohe Versorgungsbedarf von Versicherten mit kostenintensiven chronischen oder schwerwiegenden Krankheiten berücksichtig wurden. Für Versicherte, die eine von 80 ausgewählten Krankheiten hatten, erhielten die Kassen mehr Zuweisungen als für Versicherte, bei denen solche kostenintensiven, schwerwiegenden Krankheiten nicht vorlagen (BGM, 2023a). Krankenkassen, die mit dem nach dem Morbi-RSA verteilten Geld nicht auskommen, stützen sich auf die unter 2.3 erwähnten, im Jahr 2015 eingeführten Zusatzbeiträge, um ihre Ausgaben für alle Versicherten abzudecken. Dieses Vorgehen führt jedoch zu einer großen Debatte, weswegen die Krankenkassen und Verbände eine Reform des Morbi-RSA fordern (Drösler et al., 2017, S. 2-15). Hier liegt auch der größte Kritikpunkt an der Vorgehensweise des Morbi-RSA. Die Krankenkassen, die überwiegend gesunde Mitglieder haben, die nicht an einer der im Rahmen des Morbi-RSA aufgeführten 80 Erkrankungen leiden, müssen aus ökonomischen Gründen oft Zusatzbeiträgen erheben, was wiederum die Versicherten und die Arbeitnehmer belastet. Eine Option zur Weiterentwicklung des Systems besteht darin, die Anzahl der bisherigen 80 Krankheiten zu erweitern (Drösler et al., 2017, S. 2), um ein höheres Gleichgewicht unter den Versicherten pro Krankenkasse zu erreichen. Eine weitere Möglichkeit könnte auch eine regionale Differenzierung der Zusatzbeiträge darstellen. Dies würde dazu führen, dass in überdurchschnittlich teuren Regionen von allen Versicherten höhere Zusatzbeiträge erhoben werden als in ausgabegünstigeren Regionen (Drösler et al., 2017, S. 12). Des Weiteren könnten neben den bisherigen Merkmalen und Erkrankungen auch Parameter wie BMI, körperliche Aktivität und beruflicher Status erfasst werden, da dies ebenfalls wichtige Faktoren für mögliche Krankheitsrisiken und in der Folge Kosten für die Krankenkassen darstellen.

3 Kundenmanagement

3.1 Wahltarife der gesetzlichen Krankenkasse

Tab. 2: Übersicht Wahltarife (eigene Darstellung)

	Beschreibung	Zielgruppe
Selbst behalttarif	Mitglieder verpflichten sich im Krankheitsfall einen Teil der Behandlungskosten selbst zu tragen. Als Gegenleistung erhalten sie eine Prämie (BMG, 2023b). Die Kasse zahlt beispielsweise eine Prämie von 600€ pro Jahr, die die Mitglieder auf jeden Fall erhalten. Im Gegenzug verpflichten sie sich anfallende Behandlungskosten bis 1.000€ selbst zu bezahlen. Liegen dann z.B. tatsächliche Behandlungskosten bei 400€, hat sich die Beitragslast des Versicherten um 200€ verringert.	Gesunde Versicherte ohne chronische Erkrankungen, die im laufenden Versicherungsjahr der jeweiligen Krankenkasse geringe Kosten durch Inanspruchnahme von Behandlungsleistungen verursachen.
	Vorteile	**Nachteile**
	- Bei Nichtinanspruchnahme von Leistungen oder Inanspruchnahme von Behandlungen in sehr geringem Umfang, kann der Versicherte einen finanziellen Vorteil von bis zu 600€ generieren.	- Das Risiko besteht darin, dass Krankheitskosten bis zu einer bestimmten Höhe (dem festgelegten Selbstbehalt) selbst getragen werden, übersteigen diese Krankheitskosten die festgelegte Prämie, kommt es zum finanziellen Nachteil für die Versicherten. - Die Höhe der Prämie ist an das Einkommen gebunden. Je höher die Prämie, desto höher auch der Selbstbehalt. - Es besteht eine dreijährige Tarifbindung. - Der Selbstbehalt kann bei bestimmten Angeboten auf spezielle Leistungen beschränkt werden. -Der Tarif gilt nur für einzelne Versicherte, Familienversicherte können nicht mit einbezogen werden. (Rieder, 2018)
Kostenerstattungstarif	**Beschreibung**	**Zielgruppe**
	In der Regel müssen GKV-Versicherte nicht in Vorleistung gehen, wenn sie medizinische Leistungen in Anspruch nehmen, da die GKV nach dem Sachleistungsprinzip funktioniert. Versicherte können sich aber dennoch für den Wahltarif der Kostenerstattung entscheiden. Sie erhalten dann die medizinische Leistung – wie in der PKV – gegen Rechnung und reichen diese zur Erstattung bei der GKV ein. Die Kostenerstattung kann dabei auf ausgewählte Bereiche (z.B. stationäre oder zahnärztliche Versorgung) begrenzt werden. Die Höhe der Erstattungskosten ist auf die Kosten begrenzt, die die GKV normalerweise bei Erbringung der Sachleistung zu tragen hätte (BGM, 2023b).	Versicherte, die Interesse an der Nutzung umfangreicherer Leistungen im Hinblick auf den Leistungskatalog haben, z.B. die Nutzung eines Einzelzimmers bei einem Krankenhausaufenthalt (AOK-Bundesverband, 2023a). Vor allem aber auch freiwillige GKV-Versicherte, da diese ein hohes Einkommen über der Versicherungspflichtgrenze haben und so anstelle eines Wechsels in die PKV, auch in der GKV bleiben können und trotzdem ein besseres Leistungsniveau nutzen können (Weber, 2007, S. 55)
	Vorteile	**Nachteile**
	-Die Versorgung unterliegt nicht mehr, den in der Regelversorgung geltenden Einschränkungen (ausreichend, zweckmäßig, wirtschaftlich) und trotzdem bleibt der Anspruch auf die Regelleistungen erhalten (BGM, 2023b)	- Die Ärzte dürfen mehr Geld für ihr Leistungen verlangen, weil hier die Vergütungsregelung für Privatpatienten greift und nicht die für die Kassenpatienten. Die GKV erstattet jedoch nur den Beitrag, den sie für die GKV-Versicherten für die Sachleistung zu tragen hätten, was wiederum Mehrkosten für den Versicherten bei diesem Tarif bedeuten kann (Verbraucherzentrale, 2022). - Die Versicherten müssen immer in Vorleistung gehen und benötigen somit immer finanzielle Rücklagen.
Tarife für besondere Arzneimitteltherapien	**Beschreibung**	**Zielgruppe**
	Möchten Versicherte besondere Arzneimittel (z.B. homöopathische Mittel), die nicht durch den regulären Leistungskatalog abgedeckt werden, in Anspruch nehmen, können sie dafür bei manchen Kassen einen entsprechenden Tarif wählen, wofür dann eine zusätzliche Prämie anfällt (BGM, 2023b).	Versicherte, die Interesse an alternativen medizinischen Leistungen und Therapien sowie an nicht verschreibungspflichtigen Arzneimitteln haben.

		Vorteile	Nachteile
		-Kosten für nicht verschreibungspflichtige, homöopathische anthroposophische oder phytotherapeutische (pflanzliche) Arzneimittel können begrenzt werden (Verbraucherzentrale, 2022)	- Der Tarif lohnt sich nicht immer, da viele Krankenkassen mittlerweile die Übernahme von alternativen Heilmethoden als kostenfreie Zusatzleistung anbieten (Rieder, 2018) - Die Krankenkassen übernehmen in der Regel nicht alle anfallenden Kosten. Meistens gibt es eine Höchstgrenze von 100€ im Jahr, woraufhin der Tarif sich für die Versicherten wiederum nicht rechnet. - Die Kosten für die alternativen Arzneimittel werden nur übernommen, wenn die von bestimmten Leistungserbringern verschrieben wurden (Verbraucherzentrale, 2022).
Beitragsrückerstattung		**Beschreibung**	**Zielgruppe**
		Dieser Tarif ist bei manchen Kassen auch als Prämientarif bekannt. Nehmen Versicherte ein Jahr lang keine Leistungen in Anspruch, erhalten sie abhängig vom Wahltarif, Geld zurück (BGM, 2023b). Dabei werden Kosten für Vorsorgeuntersuchungen oder Schutzimpfungen nicht negativ berücksichtigt.	Gesundheitsbewusste Versicherte, die außer präventiven Maßnahmen keine ärztliche Leistung in Anspruch nehmen.
		Vorteile	**Nachteile**
		- Die Versicherten haben bei diesem Wahltarif kein finanzielles Risiko, da die Kassen im Fall einer Erkrankung weiterhin die Kosten tragen (Verbraucherzentrale, 2022).	- Die Versicherten sind bei diesem Wahltarif ein Jahr an die Krankenkasse gebunden (Rieder, 2018). - Es besteht die Gefahr, dass Versicherte mit diesem Tarif bei Beschwerden nicht rechtzeitig zum Arzt gehen, nur um die Prämie am Jahresende zu erhalten. Dies kann zu einer gesundheitlichen Beeinträchtigung oder Verschleppung einer Krankheit führen (Rieder, 2018). - Bei Familienversicherten gibt es nur eine Rückerstattung, wenn auch alle Mitversicherten keine Behandlung benötigt haben (Rieder, 2018).

3.2 Ziele und Risiken von Wahltarifen

Wahltarife werden von den gesetzlichen Krankenkassen als Marketinginstrument eingesetzt, um damit zwei grundsätzliche Ziele zu verfolgen: Kundenbindung und Kostensenkung. Das ursprüngliche Ziel der Wahltarife war die Stärkung der Solidargemeinschaft. Es sollte ein Systemwettbewerb zwischen der GKV und der PKV erzeugt werden, um freiwillige Mitglieder von einem Wechsel in die PKV abzuhalten und in der GKV zu binden (Weber, 2007, S.54-55). Darüber hinaus zielen die Handlungsspielräume für das Angebot von Wahltarifen darauf ab, die Wettbewerbsdynamik zwischen den gesetzlichen Krankenkassen zu erhöhen. Denn Wahltarife können dazu beitragen, die Attraktivität von Krankenkassen zu steigern und Anreize für eine geringere und kostengünstigere Inanspruchnahme medizinischer Leistungen zu geben (Weber, 2007, S.55). Die Kassen können die Nutzung medizinischer Leistungen so gezielt steuern und Versicherte durch die teils ein- bis mehrjährige Laufzeiten (vgl. 3.1) an sich binden. Ein Risiko besteht jedoch in der Kostenkalkulation der Wahltarife. Wenn die Kassen nach einem Jahr nicht nachweisen können, dass die Kalkulation ihrer Tarife aufgeht, wird ihnen von den zuständigen Behörden die Genehmigung für die Wahltarife entzogen (Weber, 2007, S. 61). Zudem besteht eine Gefahr für den Fall, dass sich nur wenige Mitglieder für den Abschluss eines Wahltarif entscheiden. Es können dann einzelne Mitglieder mit einem sehr hohen Morbiditätsrisiko die Leistungsausgaben der Risikogemeinschaft überproportional beeinflussen und so die Selbstfinanzierung der Wahltarife gefährden. Es besteht auch das Risiko, dass es bei einer geringen Anzahl an Wahlversicherten, die überdurchschnittlich gesund sind, zu erhöhten Leistungsausgaben der GKV kommt (Weber, 2007, S. 61). Ebenfalls besteht das Risiko, dass sich der Moral Hazard Effekt bei Wahlversicherten ausweiten kann. Zum Beispiel können Versicherte, die ihren Selbstbehalt innerhalb des aktuellen Abrechnungszeitraums vollständig ausgeschöpft haben, in dieser Zeit noch zusätzliche Leistungen gezielt in Anspruch nehmen, um in der nächsten Abrechnungsperiode wieder unterhalb des Selbstbehalts zu liegen (Weber, 2007, S. 61). Die Kalkulation von Wahltarifen stellt somit ein finanzielles Risiko für die Kassen dar. Neben dem Risiko, dass die Aufsichtsbehörden die Genehmigung nach einem Jahr entziehen kann, sollten auch die internen Aufwendungen für Konzeption und Evaluation der Wahltarife, für Mitarbeiterschulungen sowie für laufende Betreuung der Wahlversicherten berücksichtigt werden.

4 Innovative Versorgungsformen

4.1 Definition

Mit dem Begriff „innovative Versorgungsformen" werden verschiedene moderne Kooperationsformen in der Gesundheitsversorgung vereint. Das Ziel dieser neuen Versorgungsformen ist es, unterschiedliche Schritte der Leistungserbringung im Gesundheitswesen zu integrieren, um Über-, Unter- oder Fehlversorgungen im Gesundheitswesen abzubauen (Braun, Güssow, Schuhmann & Heßbrügge, 2009, S. 4). Unter den innovativen Versorgungsformen versteht man auch eine sogenannte vernetzte Gesundheitsversorgung, weil verschiedene Leistungserbringer und die Krankenkassen in unterschiedlicher Art und Weise zusammenarbeiten. Dabei steht insbesondere eine ganzheitliche Sichtweise auf den Prozess der Leistungserbringung im Gesundheitswesen und die Berücksichtigung des kompletten Behandlungsprozesses eines Patienten (Patientenkarriere) im Fokus (Braun et al., 2009, S. 4). Zu den innovativen Versorgungsformen, die insbesondere im Kontext des Leistungsmanagements der Krankenkassen eine Rolle spielen, gehören die Integrierte Versorgung nach §§ 140a-d SGB V und die hausarzt-zentrierte Versorgung nach § 75b SGB V (Braun et al., 2009, S. 7).

Die unterschiedliche Art und Weise der Zusammenarbeit zwischen den Leistungserbrin-gern und den Kassen ergibt sich aus der Unterscheidung der Kollektiv- und Selektivver-träge. Kollektivverträge regeln die Rahmenbedingungen der vertragsärztlichen Versor-gung, die für alle Akteure in der vertragsärztlichen Versorgung geltend sind. Die grund-legende Versorgung und die Vergütung der Ärzte werden auf Bundesebene durch Kol-lektivverträge zwischen dem GKV-Spitzenverband und der Kassenärztlichen Bundes-vereinigung (KVB) vereinbart. Auf Landesebene handeln die Kassenärztlichen Vereini-gungen (KVen) dann mit den Krankenkassen die Details aus. Die Kollektivverträge zwischen den KVen und den Kassen sind für alle Kassen und für alle Vertragsärzte gül-tig (BGM, 2016).

Selektivverträge dagegen bieten einzelnen (Zahn)-Ärzten oder anderen Leistungserbrin-gern die Möglichkeit, die Vertragsbedingungen individuell mit den einzelnen Kranken-kassen auszuhandeln (BGM, 2016). Der Selektivvertrag ist somit das Gegenstück zum Kollektivvertrag und wird auch als Einzel- oder Direktvertrag bezeichnet. Die Bereiche in denen Direktverträge abgeschlossen werde können, sind in den letzten Jahren deut-lich ausgeweitet worden. Ein Beispiel dafür ist der Direktvertrag zwischen qualifizierten Hausärzten und der gesetzlichen Krankenversicherung. Auf das Konzept der hausarzt-zentrierten Versorgung im Rahmen der Selektivvertragsregelung wird in Aufgabe 4.3 noch genauer eingegangen.

4.2 Selektiv- und Kollektivvertrag

Die Kollektivverträge zwischen den KVen und den Krankenkassen wurden für die Si-cherstellung der medizinischen Grundversorgung der Bevölkerung eingeführt. Später trat System von selektiven Verträgen an die Seite des Kollektivvertragssystems (Schil-ler, 2008, S. 82). Ob die Selektivverträge die ambulante vertragsärztliche Versorgung verbessern können, indem sie die Lücken des Kollektivvertragssystems schließen und ob sie langfristig nur als Ergänzung oder gänzliche Alternative des Kollektivvertrags-systems betrachtet werden können, wird im nachfolgenden diskutiert. Zunächst werden dazu die Vorteile und die Nachteile für beiden Vertragsformen in Tab. 3. und Tab. 4 dargestellt.

Tab. 3: Vorteile und Nachteile des Kollektivvertragssystems (eigen Darstellung)

Kollektivverträge	
Vorteile	**Nachteile**
- Aus Sicht der Vertragsärzte besteht der Vorteil der Kollektivverträge in einer leichteren Abrechnung, da für alle Krankenkassen die gleichen Vertragsbedingungen gelten und die Gesamtvergütungen einheitlich an die KVen errichtet werden (Schichtel, 2010, S. 5) - Die Strukturqualität der kollektivvertraglich erbrachten Leistungen wird durch Vorgaben des § 125 Abs. 2 SGB V sichergestellt und muss nicht selbst von den Kassen erarbeitet werden (Schiller, 2008, S. 82). - Die Kollektivvertragsregelung ermöglicht den Versicherungsnehmern eine einheitliche medizinische (Grund)-Versorgung und stellt die Versorgung bei allen Leistungserbringern sicher (Schichtel, 2010, S. 4)	- Keine regionale bzw. lokale Differenzierungsmöglichkeiten der medizinischen Versorgung, was Brüche in der Behandlungskette begünstigt (Schichtel, 2010, S. 5). - Kein Alleinstellungsmerkmal und somit kein Wettbewerbsvorteil für die Krankenkassen oder die Vertragsärzte möglich. - Für die Krankenkassen sind die Vertragsbedingungen mit einem Monopolisten, wie den KVen, schwerer zu führen als mit einzelnen Vertragsärzten oder mit Gemeinschaftspraxen (Schichtel, 2010, S. 5) - Durch die Uniformität der Kollektivverträge haben die Vertragsärzte keine Freiheitsgrade bei vertraglichen Verhandlungen (Schichtel, 2010, S. 5).

Tab. 4: Vorteile und Nachteil der Selektivverträge (eigene Darstellung)

Selektivverträge	
Vorteile	**Nachteile**
- Die Leistungserbringer sind (im Gegensatz zu dem Kollektivvertragssystem) zu einer Teilnahem am Selektivvertrag nicht verpflichtet und unterliegen der Freiwilligkeit (Schiller, 2008, S. 82). - Die Krankenkassen können sich geeignete Vertragspartner gezielt auswählen und Einzelverträge mit Leistungserbringern, Gemeinschaften von Leistungserbringern, Trägern von Einrichtungen und auch mit Reha- und Pflegeeinrichtungen aushandeln und abschließen (Schiller, 2008, S. 82). - Durch Selektivverträge besteht eine große Flexibilität und Regionalität in der Versorgung. Sie ermöglichen z.B. auf örtliche Besonderheiten gezielt einzugehen und spezielle regionale und krankheitsspezifische Versorgungsprobleme zu lösen (AOK-Bundesverband, 2023b). - Die Krankenkassen haben die Möglichkeit neue Versorgungsformen zu etablieren und deren Erfolg zu prüfen. - Die Versicherungsnehmer profitieren von neuen Versorgungsformen und haben die Wahl zwischen unterschiedlichen Versorgungsangeboten und einzelnen Krankenkassen (AOK-Bundesverband, 2023b). - Die Vertragsärzte können zwischen unterschiedlichen Vertragsangeboten und einzelnen Kassen wählen (Schichtel, 2010, S. 7). - Die Krankenkassen können flexibel auf regionale lokale Versorgungsnotwendigkeiten reagieren (Schichtel, 2010, S. 8). - Die Krankenkassen können regionale unterschiedliche Vergütungsformen und -höhen aushandeln, was sowohl für die Kassen als auch für die Ärzte ein Vorteil sein kann (Schichtel ,2010, S. 8).	- Aufgrund der Rückverlagerung des Sicherstellungsauftrags auf die Kassen, werden alle Aufgaben der KVen (Vergütung, Abrechnungs- und Wirtschaftlichkeitskontrolle, Qualitätskontrolle, Bedarfsplanung, Zulassung) an die einzelnen Kassen übertragen (Schichtel, 2010, S. 9). - Die Krankenkassen können bei der Auswahl der Vertragspartner mir sachlichen Differenzierungskriterien arbeiten. Somit besteht für Leistungserbringer der Nachteil, dass sie aus dem selektivvertraglichen System ausgeschlossen werden können (Schiller, 2005, S. 82). - Es können Vertragsbrüche seitens der Krankenkasse auftreten, so dass Ärzte für medizinische Leistungen eventuell nicht mehr bezahlt werden. - Für die Versicherten besteht die Gefahr der Überforderung im Angebotsdschungel der Krankenkassen, was dazu führen kann, dass sie sich eventuell für Leistungen entscheiden, die gegeben falls gar nicht notwendig sind. Das Problem der Überversorgung wäre dabei also nicht gelöst.

Zusammenfassend kann man sagen, dass im Rahmen der Kollektivverträge der größte Vorteil definitiv auf Seiten der Versicherungsnehmer liegt, da sie einheitlich da sie von einer einheitlichen, deutschlandweiten medizinischen Grundversorgung profitieren. Der

größte Nachteil ergibt sich innerhalb des Finanzmanagements der Ärzte und der Krankenkassen bei dem System der Kollektivverträge, da die KVen aufgrund ihrer Einfluss-
stärke die Verhandlungen erschweren und die Vertragsärzte landesweit an einheitliche
Vertragsbedingungen gebunden sind. Für sie gibt es somit keine Möglichkeit ein Allein-
stellungsmerkmal zu erreichen. Dennoch wird aus den Vor- und Nachteilen klar, dass
die unter 4.1 erwähnte Optimierung der Behandlungsprozesskette sowie die Behebung
der Über-, Unter- und Fehlversorgung durch dieses System nicht erreicht werden kann.
Dementsprechend ist es wichtig weiterhin an dem System der Selektivverträge festzu-
halten. Der zentrale Vorteil dieses System sind die flexible Wahl-, Reaktions- und Ver-
handlungsmöglichkeiten sowohl von Versicherungsnehmern als auch von den Krankenkassen und den Vertragsärzten, da auf regionale medizinische Besonderheiten individuelle reagiert werden kann. Der größte Nachteil ergibt sich bei den Selektivverträgen für
die Krankenkassen, da sie wie in Tab. 4 erwähnt alle Aufgaben der KVen im Rahmen
des Sicherstellungsauftrags übernehmen müssen. So kann es schnell passieren, dass die
Wirtschaftlichkeits- oder Qualitätskontrolle nachlässt und es zu Mehrkosten für die Kassen kommt.

Es lässt sich festhalten, dass so lange die gesamte ambulant ärztliche Versorgung für die
Versicherten aller Kassen nicht flächendeckend selektivvertraglich geregelt ist und Versicherte sich nicht freiwillig für einzelvertraglich vereinbarte Lösung entscheiden, das
Selektivvertragssystem das Kollektivvertragssystem nicht ersetzen kann (Schiller, 2008,
S. 83). Selektivverträge beruhen seitens der Patienten und Ärzte immer auf Freiwillig-
keit und damit auf einer hohen Motivation der Beteiligten. Es wird somit nicht jeder Pa-
tient und jeder Arzt freiwillig an Selektivverträgen teilnehmen. Deshalb wird es vorerst
immer einen Kollektivvertrag geben müssen. Dennoch sind die Selektivverträge eine
wichtige Ergänzung der Kollektivverträge, da sie zumindest teilweise eine Möglichkeit
darstellen die Defizite der ambulanten Versorgung zu beseitigen.

4.3 Hausarztzentrierte Versorgung

Die hausarztzentrierte Versorgung (HzV) soll die Rolle der Hausärzte als „Lotsen" weiter stärken. Demnach sind die Krankenkassen seit 2009 dazu verpflichtet, dieses Haus-
arztmodell ihren Versicherten anzubieten. In diesem Modell verpflichten sich die Versicherten für mindestens ein Jahr immer zuerst die Hausarztpraxen aufzusuchen (Gesundheitsberichterstattung des Bundes, 2015).

Diese Form des Selektivvertrags beeinflusst das Finanzmanagement der Krankenkassen im positiven, da die Patienten bei geringeren Ausgaben besser versorgt werden. Dies bestätigen die Ergebnisse einer Langzeitevaluation die in Baden-Württemberg vom Universitätsklinikum Heidelberg und der Goethe-Universität Frankfurt am Main durchgeführt wurde (Osterlohe, 2018). Dabei wurden Routinedaten von 692.000 HzV-Versicherten der AOK-Baden-Württemberg mit Daten von ebenso vielen nicht HzV-Versicherten verglichen. Die Evaluationsergebnisse zeigen, dass die HzV-Versicherten mit koronaren Herzkrankheiten weitaus weniger Tage im Krankenhaus verbringen mussten und deutlich weniger Arzneimittel benötigten. Auch die Schutzimpfungen gegen Influenza wurde bei den über 60-Jährigen der HzV-Versicherten deutlich häufiger durchgeführt (Osterlohe, 2018). Ebenso konnten die Krankschreibungen aufgrund von Rückenschmerzen bei den HzV-Versicherten im Vergleich zur Kontrollgruppe deutlich reduziert werden. Weiterhin stellte sich eine herausragende Zusammenarbeit zwischen den Haus- und den Fachärzten durch die hausarztzentrierte Versorgung heraus (Osterlohe, 2018). Zu Beginn musste die AOK-Baden-Württemberg zwar hohe Investitionskosten für die hausarztzentrierte Versorgung tätigen, am Ende zeigte sich jedoch eine Entlastung in Höhe von 319 Millionen Euro, unter anderem durch entfallene Einzelleistungen, Einsparungen bei Arzneimitteltherapien und vermiedenen Krankenhausausgaben (Osterlohe, 2018). Das AOK- Baden-Württemberg erzielte am Ende der vierjährigen Evaluation einen positiven Saldo von 50 Millionen Euro (Osterlohe, 2018). Es zeigt sich also, dass die hausarztzentrierte Versorgung das Finanzmanagement der Krankenkassen positiv beeinflussen kann. Durch die zentrale Zusammenarbeit mit den Hausärzten können erhebliche Krankheitsfolgekosten eingespart werden. Auch wenn die Kassen zu Beginn sehr hohe Investitionen tätigen müssen, wird sich dennoch langfristig ein positiver Effekt auf das Finanzmanagement der Krankenkassen erweisen.

5 Modellierung und Entscheidungsfindung

5.1 Ausgangssituation

Nachfolgend wird die Anwendung des neuen Therapieverfahrens nach dem Standard-Gamble-Verfahren modelliert. Dieses Verfahren wird normalerweise verwendet, um die individuellen Präferenzen für chronische Gesundheitszustände zu messen (Drummond et al., 2005, S. 150). Für den Fall der Katzenallergie, veranschaulicht Abb. 1 die Ausgangssituation anhand eines Entscheidungsbaums. Unter Einbezug des neuen Therapie-verfahrens entwickeln sich der Entscheidungsbaum über die Wahl der Anwendung und der Nichtanwendung, über die Ereignisse, die mit einer bestimmten Wahrscheinlichkeit, die je nach Entscheidung eintreten bis hin zum Ergebnis und schließlich bis zu den QA-LYs und der Kosten, die daraus resultieren. Die Werte für die QALYs und die Kosten wurden dem Text aus der Aufgabenstellung entnommen bzw. daraus berechnet.

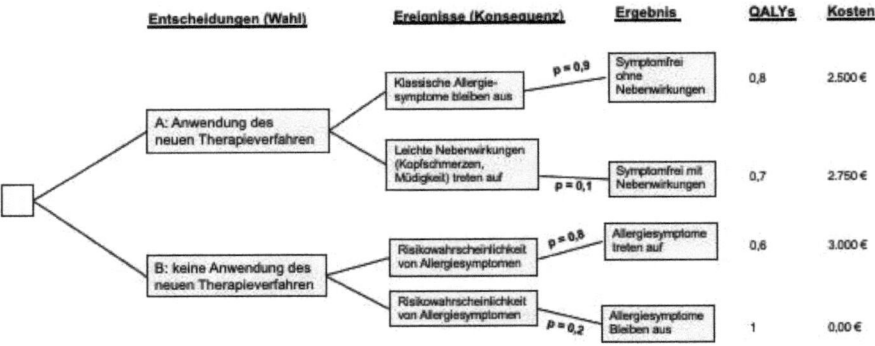

Abb. 1: Entscheidungsbaum für Anwendung bzw. Nichtanwendung eines neuen Therapieverfahrens bei einer Katzenallergie (eigene Darstellung; modifiziert nach Aufgabe 5 mit PowerPoint exportiert)

Um ein Vergleich der beiden Varianten vorzunehmen und in 5.2 eine Kosten-Nutzwert-Realtion vorzunehmen, wird mit den nachfolgenden Formeln der Erwartungs-QALY (EWQ) und die Erwartungs-Kosten (EWK) für beide Varianten berechnet:

- $EWQ = p * QALY$
- $EWK = p * Kosten$

Tab. 5: Modell zu Anwendung des neuen Therapieverfahren (eigene Darstellung)

Variante: A	p (Wahrscheinlichkeit)	QALY	EWQ	Kosten	EWK
Entscheidungsarm 1	0,9	0,8	0,72	2.500 €	2.250 €
Entscheidungsarm 2	0,1	0,7	0,07	2.750 €	275 €
Anwendung der neuen Therapie			0,79		2.525 €

Tab. 6: Modell zur Nichtanwendung des neuen Therapieverfahren (eigene Darstellung)

Variante: B	p (Wahrscheinlichkeit)	QALY	EWQ	Kosten	EWK
Entscheidungsarm 1	0,8	0,6	0,48	23.000 €	2.400 €
Entscheidungsarm 2	0,2	1	0,2	0 €	0 €
Nichtanwendung der neuen Therapie			0,68		2.400 €

5.2 Kosten-Effektivitäts-Relation

Als nominiertes Maß zur reinen Wirksamkeit von Maßnahmen, kann die gewonnene Lebenszeit herangezogen werden. Die gewonnenen Lebensjahre werden dann zu einem Nutzwert, wenn sie um die subjektive Bewertung der gesundheitsbezogenen Lebensjahre ergänzt werden (Schöffski & Greiner, 2012). Diese werden dann als tätsadjustierte Lebensjahre („Quality Adjusted Life Years", QALY) bezeichnet und können für den Anwendungsvergleich (in Bezug auf Kosten oder Nutzen) verschiedener Therapievorgänge herangezogen werden.

Für die Berechnung der Kosten-Nutzen-Relation benötigt man die in Tab. 5 und in Tab. 6 berechneten Erwartungswerte der QALYs (EWQ) und die Erwartungskosten (EWK) für beide Wahlmöglichkeiten (A und B). Die Kosten-Nutzen-Relation wird anhand folgender Formel berechnet:

- EWK/ EWQ = Kosten-Nutzen-Relation

Die Tab. 7 stellt die berechneten Werte für die Kosten-Nutzen-Relation für die Anwendung der neuen Therapie zur Behandlung von Katzenallergie dar.

Tab. 7: Kosten-Nutzen-Relation für das neue Therapieverfahren (eigene Darstellung)

Neues Therapieverfahren	EWK	EWQ	Kosten-Nutzen-Relation
Anwendung der neuen Therapie	2.525 €	0,79	3196,20 €/ Q
Nichtanwendung der neuen Therapie	2.400 €	0, 68	3529,42 €/ Q

Die Kosten-Nutzen-Relation für die Anwendung des neuen Therapieverfahrens fällt mit 3196,20 €/Q um 333,21 €/Q günstiger aus als die Nichtanwendung der Therapie mit einer Kosten-Nutzen-Relation von 3529,42 €/Q. Die Anwendung des neuen Therapieverfahren ist also eindeutig kosteneffektiv.

6 Literaturverzeichnis

AOK-Bundesverband (2019). *GKV-Versichertenentlastungsgesetzt (GKV-VEG)*. Zugriff am 22.03.2023. Verfügbar unter: https://www.aok-bv.de/hintergrund/gesetze/index_20415.html

AOK-Bundesverband (2022). *Finanzierung der gesetzlichen Krankenversicherung*. Zugriff am 20.03.2023. Verfügbar unter: https://www.aok-bv.de/hintergrund/gesetze/index_15051.html

AOK-Bundesverband (2023a). *Wahltarife*. Zugriff am 23.03.2023. Verfügbar unter: https://aok-bv.de/lexikon/w/index_00050.html

AOK-Bundesverband (2023b). Selektivverträge und Kollektivverträge. Zugriff am 24.03.2023. Verfügbar unter: https://www.aok.de/gp/aerzte-psychotherapeuten/selektivvertraege-und-kollektivvertraege

Birkner, B. Dr. (2017). Einführung in das Versorgungsmanagement. In: *Studienheft der Apollon Hochschule der Gesundheitswirtschaft*. Zugriff am: 23.04.2021. Verfügbar unter: https://www.apollon-hochschule.de/fileadmin/content/pdf/Probekapitel_Versorgungsmanagement_VEMAM01.pdf

Bloch, E. Dr., (2021). Versorgungsmanagement. In: *Gabler Versicherungslexikon*. Zugriff am: 23.04.2021. Verfügbar unter: https://www.versicherungsmagazin.de/lexikon/versorgungsmanagement-1947105.html

Bundesgesundheitsministerium [BGM] (2011). *Selektivvertrag*. Zugriff am 24.03.2023. Verfügbar unter: https://www.bundesgesundheitsministerium.de/service/begriffe-von-a-z/s/selektivvertrag.html

Bundesgesundheitsministerium [BGM] (2016). *Kollektivvertrag*. Zugriff am 24.03.2023. Verfügbar unter: https://www.bundesgesundheitsministerium.de/service/begriffe-von-a-z/k/kollektivvertrag.html

Bundesgesundheitsministerium [BGM] (2023a). *Risikostrukturenausgleich*. Zugriff am 23.03.2023. Verfügbar unter https://www.bundesgesundheitsministerium.de/risikostrukturausgleich.html

Bundesgesundheitsministerium [BGM] (2023b). Bundesministerium für Gesundheit. (2023, 7. Februar). *Wahltarife, Bonusprogramme und Zusatzleistungen*. Zugriff am 23.03.2023. Verfügbar unter: https://www.bundesgesundheitsministerium.de/wahltarife-bonusprogramme-und-zusatzleistungen.html

Busse, R., Schreyögg, J. & Stargardt, T. (2022). *Management im Gesundheitswesen. Das Lehrbuch für Studium und Praxis* (5. Aufl.). Berlin: Springer.

Braun, G., Güssow, J., Schumann, A. & Heßbrügge, G. (Hrsg.). (2009). *Innovative Versorgungsformen im Gesundheitswesen. Konzepte und Praxisbeispiele erfolgreicher Finanzierung und Vergütung.* Köln: Deutscher Ärzte-Verlag.

Deutscher Industrie- und Handelskammertag. *Demographischer Wandel und Gesundheitswirtschaft.* Zugriff am 18.03.2023. Verfügbar unter: https://www.ihk-muenchen.de/ihk/documents/Branchen/Demografischer-Wandel-und-Gesundheit-Herausforderungen-und-chancen.pdf

Drösler, S., Prof. Dr., Garbe, E., Prof. Dr., Hasford, J., Prof. Dr., Schubert, I., Dr., Ulrich, V., Prof. Dr., van de Ven, W., Prof. Dr., et al. (2017). Sondergutachten zu den Wirkungen des morbiditätsorientierten Risikostrukturausgleichs. *Erstellt im Auftrag des Bundesministeriums für Gesundheit.* Zugriff am 23.03.2023. Verfügbar unter: https://www.aok-bv.de/imperia/md/aokbv/hintergrund/dossier/morbi-rsa/zusammenfassung_bva_sondergutachten_morbi-rsa.pdf

Drummond, M. F., Sculpher, M. J., Torrance, G. W., O'Brien, B. J. & Stoddart, G. L. (2005). *Methods for the Economic Evaluation of Health Care Programmes* (3.). Oxford University Press. Zugriff am: 25.03.2023.

Gesundheitsberichterstattung des Bundes (2015). *Hausarztzentrierte Versorgung in Kapitel 5.7.1.* Zugriff am 24.03.2023. Verfügbar unter: https://www.gbe-bund.de/gbe/abrechnung.prc_abr_test_logon?p_uid=gast&p_aid=0&p_knoten=FID&p_sprache=D&p_suchstring=25871

Göpfert, H. (2018). *GKV-Versicherungsentlastungsgesetz.* Zugriff am 20.03.2023 Verfügbar unter: https://sozialversicherung-kompetent.de/krankenversicherung/sonstiges/904-gkv-versichertenentlastungsgesetz.html#google_vignette

Henke, K.-D. & Reimers, L. (2006). *Zum Einfluss von Demographie und medizinisch-technischem Fortschritt auf die Gesundheitsausgaben.* Berlin: Technische Universität Berlin. Zugriff am 18.03.2024. Verfügbar unter: https://www.econstor.eu/bitstream/10419/36443/1/513725393.pdf

Krankenkassen (2023). *Entwicklung der Zusatzbeiträge von 2015 bis 2023.* Zugriff am 22.02.2023. Verfügbar unter: https://www.krankenkassen.de/krankenkassen-vergleich/statistik/beitrag/zusatzbeitrag/

Moog, S. Dr., Vollmer, J., Fetzer S. Dr. Prof. & Maday, C. (2019). *Forschungsgutachten Auswirkungen der Satzungsleistungen nach§11Absatz 6 SGBV auf den Wettbewerb innerhalb der gesetzlichen Krankenversicherung und zur privaten Krankenversiche- rung. Endbericht.* Bearbeitet von Prognos AG und erstellt im Auftrag des Bundesministeriums für Gesundheit. Zugriff am: 20.03.2023. Verfügbar unter:

https://www.bundesgesundheitsministerium.de/fileadmin/Dateien/5_Publikatio-nen/Gesundheit/Berichte/19-02-04_Prognos_Endbericht.pdf

Nowossadeck, E. (2010). Morbiditätsprognosen auf Basis von Bevölkerungsprognosen. Berlin: Robert Koch Institut. Zugriff am 18.03.2023. Verfügbar unter: https://e-doc.rki.de/bitstream/handle/176904/849/21q4iFfOraKw.pdf?isAllowed=y&se-quence=1

Osterlohe, F. (2018). Hausarztzentrierte Versorgung: Patienten geht es besser. *Deutsches Ärzteblatt, Jg. 115, Heft 43, 26. Oktober 2018.* Zugriff am 24.03.2023. Verfügbar unter: https://www.aerzteblatt.de/archiv/202053/Hausarztzentrierte-Versorgung-Patienten-geht-es-besser

Rieder, J. (2018). *Besser abgesichert in der gesetzlichen Krankenkasse.* Zugriff am 24.03.2023. Verfügbar unter: https://www.finanztip.de/gkv/wahltarife/

Schichtel, Dr. P. (2010). *Kollektivverträge und Selektivverträge in der ambulanten ärztlichen Versorgung.* Ministerium für Gesundheit und Verbraucherschutz des Saarlandes (MGuV). Zugriff am 24.03.2023. Verfügbar unter: https://www.sozialerfort-schritt.de/wp-content/uploads/2010/06/Schichtel.pdf

Schiller, Dr. H. (2008). Kollektiv- und Selektivvertrag: Zwei Vertragssysteme im Überblick. *Bayrisches Ärzteblatt (2/ 2008).* Zugriff am 24.03.2023. Verfügbar unter: https://www.bayerisches-aerzteblatt.de/fileadmin/aerzteblatt/ausgaben/2008/02/ein-zelpdf/BAB_0208_82_83.pdf

Schöffski, O. & Greiner, W. (2012). Das QALY-Konzept als prominentester Vertreter der Kosten-Nutzwert-Analyse. In O. Schöffski & J.-M. Graf von der Schulenburg (Hrsg.), *Gesundheitsökonomische Evaluationen* (4., vollständig überarbeitete Aufl., S. 71–110). Berlin: Springer.

Sozialgesetzbuch (2022). *Sozialgesetzbuch (SGB V). Fünftes Buch. Gesetzliche Krankenversicherung.* Zugriff am 20.03.2034. Verfügbar unter: https://www.sozialgesetz-buch-sgb.de/sgbv/3.html

Sozialversicherung-Kompetent (2018). *GKV-Versicherungsentlastungsgesetz.* Zugriff am 19.03.2023. Verfügbar unter: https://sozialversicherung-kompetent.de/kranken-versicherung/sonstiges/904-gkv-versichertenentlastungsgesetz.html

Verband der Ersatzkassen (2022). *Neuerungen im Gesundheitswesen. Das ändert sich 2023 für Kranken- und Pflegeversicherte.* Vdek-Pressestelle. Zugriff am 23.03.2023. Verfügbar unter: https://www.vdek.com/politik/was-aendert-sich/gesundheitswesen-2023/_jcr_content/par/publicationelement/file.res/20221216_Aenderungen_Gesund-heitswesen_2023.pdf

Verbraucherzentrale (2021). *Wahltarife und Satzungsleistungen der Krankenkasse.* Zugriff am 19.03.2023. Verfügbar unter: https://www.verbraucherzentrale.de/suche?search_api_fulltext=Wahltarife+und+Satzungsleistungen+

Verbraucherzentrale (2022). *Wahltarife der Krankenkasse. Darauf müssen sie achten.* (2022, 13. Sepemeber). Zugriff am 23.03.2023. Verfügbar unter: https://www.verbraucherzentrale.de/wissen/gesundheit-pflege/krankenversicherung/wahltarife-der-krankenkassen-darauf-muessen-sie-achten-13612

Weatherly, J.N. (2017). *Versorgungsmanagement in der Praxis des Deutschen Gesundheitswesens. Konkrete Projekte, Theoretische Aufarbeitung.* Wiesbaden: Springer.

Weber, G.W. (2007). Kundenbindung durch Wahltarife – Neue Möglichkeiten im Kranken- kassen-Marketing. *Gesundheits- und Sozialpolitik, 61*(7/8), 54-63. Zugriff am 23.03.2023. Verfügbar unter: https://www.nomos-elibrary.de/10.5771/1611-5821-2007-7-8-54.pdf?download_full_pdf=1

Wendeler, J. Prof. Dr. und Lange, S. Dr. (2021) *Regelleistung.* In: Stiftung für Qualität und Wirtschaftlichkeit im Gesundheitswesen: Gesundheitsinformationen.de. Zugriff am 20.03.2023. Verfügbar unter: https://www.gesundheitsinformation.de/glossar/regelleistung.html

7 Abbildungs- und Tabellenverzeichnis

7.1 Abbildungsverzeichnis

Abb. 1: Entscheidungsbaum für Anwendung bzw. Nichtanwendung eines neuen Therapieverfahrens bei einer Katzenallergie (eigene Dartsellung; modifiziert nach Aufgabe 5 mit PowerPoint exportiert)... 15

7.2 Tabellenverzeichnis

Tab. 1: Vor- und Nachteile zusätzlicher Satzungsleistungen (eigene. Darstellung) 4

Tab. 2: Übersicht Wahltarife (eigene Darstellung; Inhalt nach Bundesgesundheitsministerium [BGM] 2023b, AOK-Bundesverband 2023a, Verbraucherzentrale 2022 & Rieder 2018) 8

Tab. 3: Vorteile und Nachteile des Kollektivvertragsystems (eigen Darstellung) 12

Tab. 4: Vorteile und Nachteil der Selektivverträge (eigene Darstellung) 12

Tab. 5: Modell zu Anwendung des neuen Therapieverfahren (eigene Darstellung) 15

Tab. 6: Modell zur Nichtanwendung des neuen Therapieverfahren (eigene Darstellung) 16

Tab. 7: Kosten-Nutzen-Relation für das neue Therapieverfahren (eigene Darstellung) 16